Renuka Muntode

Potenciais benefícios das sementes de anona

**Renuka Muntode

Potenciais benefícios das sementes de anona

Annona squamosa revisão

ScienciaScripts

Imprint

Any brand names and product names mentioned in this book are subject to trademark, brand or patent protection and are trademarks or registered trademarks of their respective holders. The use of brand names, product names, common names, trade names, product descriptions etc. even without a particular marking in this work is in no way to be construed to mean that such names may be regarded as unrestricted in respect of trademark and brand protection legislation and could thus be used by anyone.

Cover image: www.ingimage.com

This book is a translation from the original published under ISBN 978-620-7-48750-9.

Publisher:
Sciencia Scripts
is a trademark of
Dodo Books Indian Ocean Ltd. and OmniScriptum S.R.L publishing group

120 High Road, East Finchley, London, N2 9ED, United Kingdom
Str. Armeneasca 28/1, office 1, Chisinau MD-2012, Republic of Moldova, Europe
Printed at: see last page
ISBN: 978-620-7-71785-9

RESUMO

Desde a antiguidade, as pessoas utilizam medicamentos naturais e alternativos para curar e melhorar a sua saúde. Pensa-se que as plantas medicinais são benéficas, especialmente pelas razões acima mencionadas. A Mãe Natureza concedeu-nos uma imensa variedade de plantas e de vida selvagem. Algumas ervas medicinais que ocorrem naturalmente são tão amplamente utilizadas que nem sequer nos apercebemos do seu valor terapêutico. Desde os primórdios da civilização humana, as plantas têm sido uma das principais fontes de medicamentos. A procura de medicamentos, produtos de saúde, suplementos dietéticos, cosméticos e outros produtos à base de plantas está a aumentar. A versátil árvore *Annona squamosa* Linn produz frutos comestíveis e é utilizada para fabricar artigos industriais e terapêuticos.

Palavras-chave: antioxidantes , bioativo , comestível , parkinsonismo

INTRODUÇÃO

Nome comum: Maçã Sitaphal As maçãs sitaphal, ou Annona squamosa, são cultivadas em toda a Índia e são por vezes referidas como "maçãs de açúcar" ou "sitaphal". Trata-se de uma pequena árvore ou arbusto originário de climas tropicais e subtropicais. As anonas possuem uma grande quantidade de nutrientes essenciais, incluindo fibras, minerais e vitaminas, o que as torna uma óptima fonte de alimentação. Tipo de solo: A Annona squamosa prospera em solos rochosos ricos, bem drenados e profundos, mas sente-se mais à vontade em solos arenosos e soltos. Suporta uma grande variedade de tipos de solo. Embora as sementes de anona sejam venenosas, as suas qualidades insecticidas são utilizadas para curar os piolhos (a sua preparação causa desconforto ocular e pode induzir a cegueira).

Como a parte não comestível do fruto é deitada fora como lixo, ou resíduos de sementes, as sementes são subutilizadas. Nas sementes de anona que sobram podem encontrar-se numerosas substâncias bioactivas benéficas.

Assim, é possível colher sementes, o que pode resultar em receitas significativas para os sectores de transformação de alimentos. As sementes têm sido utilizadas para fabricar um tónico capilar que ajuda a eliminar os piolhos na Índia. As sementes moídas e embebidas em água têm sido utilizadas como inseticida, toxina para peixes, irritante ocular potente e método de indução de abortos. Os muitos componentes da planta que permanecem após a colheita primária, incluindo as sementes, folhas, cascas, peles e coberturas de sementes, são uma fonte rica de fitoquímicos e nutrientes, de acordo com estudos recentes.

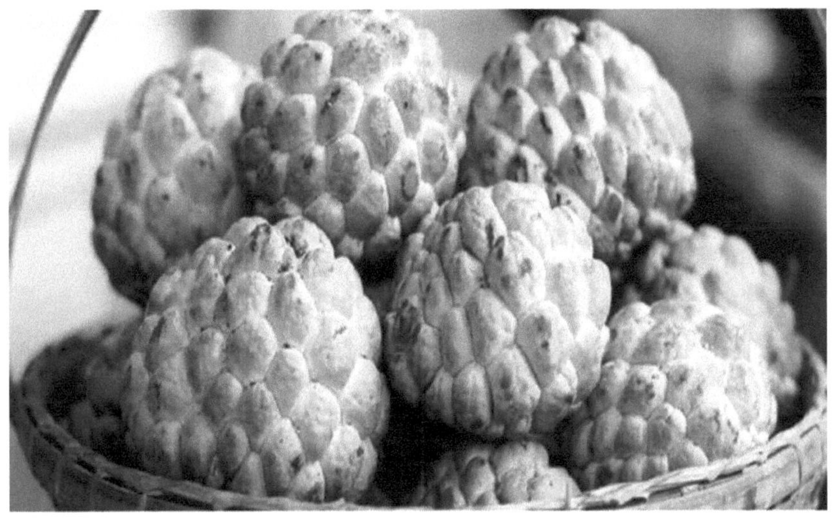

CLASSIFICAÇÃO BIOLÓGICA

Reino Unido	Plantas
Sub-reino	Tracheobionta (Plantas vasculares)
Superdivisão	Spermatophyta (Plantas com sementes)
Divisão	Magnoliophyta (Plantas com flores)
Classe	Magnoliopsida (Dicotiledóneas)
Subclasse	Magnoliidae
Encomendar	Magnoliales
Família	Annonaceae (Família das anonas)
Género	Annona
Espécies	squamosa (Maçã-de-açúcar)

CLASSIFICAÇÃO MORFOLÓGICA

A árvore Annona squamosa atinge uma altura de 3-7 metros. Tem uma copa aberta e larga com ramos que se espalham esporadicamente. A casca é castanha clara com cicatrizes visíveis nas folhas e é lisa a ligeiramente fissurada em placas. A casca interna é amarela clara e um pouco amarga, e os galhos tornam-se castanhos com manchas castanhas claras à medida que envelhecem.

1. **Folhas**: 5-15 cm de comprimento e 2-5 cm de largura, de forma elíptica a oblonga, com as pontas arredondadas a pontiagudas. Os bordos das folhas alternam completamente.

2. **Flores**: As flores comestíveis amarelo-esverdeadas podem ser penduradas sozinhas ou em grupos de duas a quatro. Três pétalas exteriores compridas e três pétalas interiores quase imperceptíveis compõem cada flor oblonga.

3. **Fruto**: Normalmente, os frutos têm uma forma arredondada e um exterior rugoso. Estão presentes longas fatias de carne saborosa e deliciosa.

4. **Legumes:** As sementes são lisas, brilhantes e oblongas.

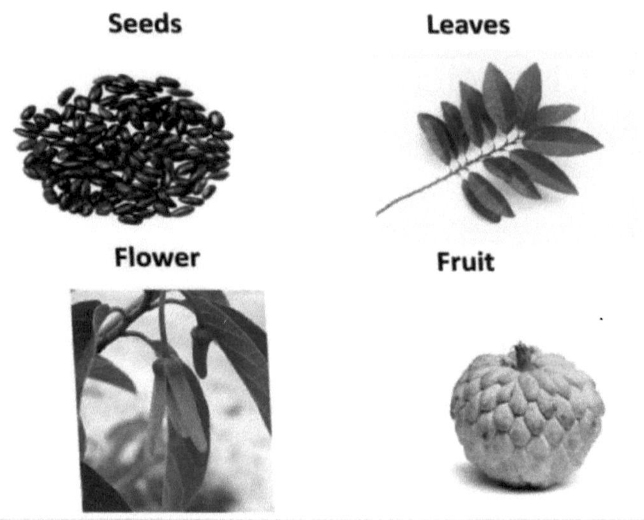

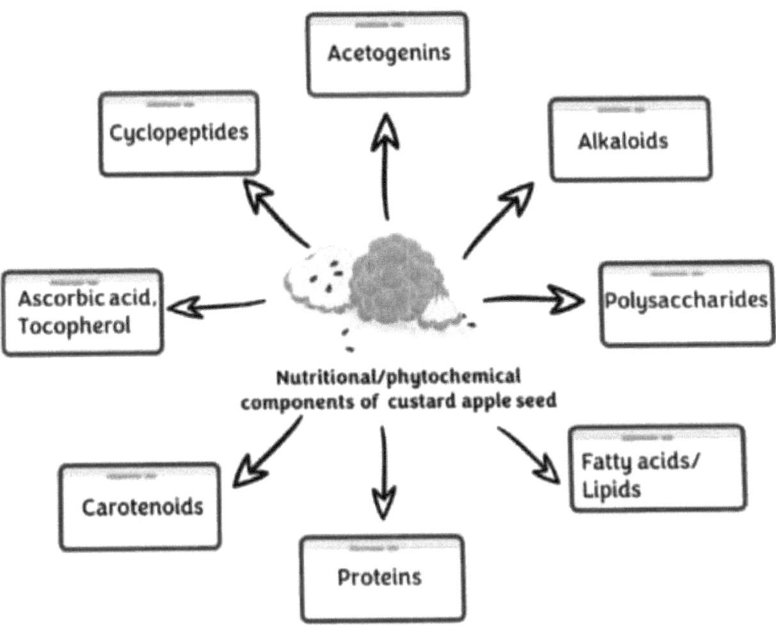

Acetogenins
Cyclopeptides
Alkaloids
Ascorbic acid, Tocopherol
Polysaccharides
Nutritional/phytochemical components of custard apple seed
Carotenoids
Fatty acids/ Lipids
Proteins

COMPONENTES QUIMICOS

Propriedades biológicas das sementes

As sementes da anona têm sido utilizadas na medicina popular devido à presença de substâncias químicas/compostos bioactivos, como alcalóides, flavonóides e compostos fenólicos, bem como acetogeninas e ciclopeptídeos, responsáveis por várias actividades biológicas.

Importância medicinal

A Annona squamosa é uma planta medicinal com frutos comestíveis e é vulgarmente conhecida como maçã-de-açúcar. Esta planta pertence à família das Annonaceae e é utilizada como medicina tradicional há muitos anos, com benefícios para pacientes com várias doenças. No entanto, existe pouca informação sobre a base medicinal desta planta e a ação das suas vagens e do óleo das sementes. Recentemente, Adesanwo et al. investigaram os constituintes químicos e as actividades antimicrobianas dos extractos das vagens dos frutos e do óleo das sementes, bem como a atividade antioxidante do óleo das sementes. A análise por CG-EM identificou vários compostos potencialmente bioactivos, incluindo numerosos tipos de ácidos gordos e ésteres de ácidos gordos. Estes resultados apoiam observações anteriores relativas à presença de ácidos gordos insaturados e acetogeninas no óleo de sementes.

BENEFÍCIOS POTENCIAIS

1. Potenciais utilizações da maçã-preta para a pele

Foi demonstrado que a anona previne o acne e as borbulhas, diminui a produção de sebo (óleo) e desobstrui os poros da pele. Pode tornar a pele mais radiante e suave. Os frutos da anona ajudam a manter o tom da pele e a rejuvenescer a sua aparência. A anona é uma fonte rica de aminoácidos que podem ajudar na produção de colagénio (um tipo de proteína), proporcionando assim elasticidade à pele.

2. Potenciais utilizações da anona para o cabelo

O óleo que é produzido a partir das sementes de anona tem o potencial de promover o desenvolvimento do cabelo.

Devido às suas propriedades anti-inflamatórias, o óleo de sementes pode ser capaz de diminuir a irritação do couro cabeludo e parar a queda de cabelo. Para além disso, pode ajudar o couro cabeludo a absorver nutrientes, o que nutriria o cabelo. As anonas são ricas em ferro, o que ajuda a estimular os folículos capilares, a aumentar a circulação sanguínea no couro cabeludo e, eventualmente, a promover o crescimento do cabelo.

3. Potenciais usos da maçã-preta na gravidez

As vitaminas A e C são abundantes nas anonas e podem ajudar no crescimento do feto.

Além disso, pode diminuir a probabilidade de aborto espontâneo, diminuir o desconforto durante o parto e aumentar a quantidade de leite materno produzido após o parto. Além disso, é fantástica para a pele, os olhos, o cabelo e os tecidos sanguíneos do feto. Para saber mais sobre as vantagens da anona durante a gravidez, fale primeiro com o seu profissional de saúde.

4. Potenciais utilizações da anona no tratamento do cancro

A anona pode ter propriedades anticancerígenas sob a forma de substâncias químicas isoladas e de extractos brutos, de acordo com uma série de investigações laboratoriais. As propriedades anticancerígenas da anona podem ser capazes de retardar a propagação do cancro da mama em pessoas que não relataram quaisquer efeitos adversos do ensaio. O extrato de folhas demonstrou ter efeitos tóxicos nas células cancerosas e a capacidade de retardar a propagação das células cancerosas. Antes de consumir qualquer fruta ou legume para doenças como o cancro, é essencial falar com um médico.

EFEITOS SECUNDARIOS DAS SEMENTES DE ANONA

De acordo com estudos efectuados, os efeitos secundários da anona são os seguintes

Um estudo confirmou que o Parkinsonismo atípico se desenvolve em pessoas que consomem anona diariamente devido à presença de compostos bioactivos no fruto. Trata-se de uma doença que apresenta sintomas semelhantes aos da doença de Parkinson, caracterizada por instabilidade postural.

Os fitoquímicos presentes na anona podem provocar lesões cerebrais, que podem afetar o tecido cerebral, causando, em última análise, doenças cerebrais.

As anonas podem provocar erupções cutâneas em pessoas sensíveis.

Se tiver reacções adversas, contacte imediatamente o seu médico ayurvédico que lho receitou. Ele poderá tratá-lo adequadamente.

MATERIAIS E MÉTODOS

Recolha e preparação de amostras

Os frutos da anona (Annona squamosa L) foram colhidos em Kabama Layout, Sabon Gari, Zaria, na horta do bairro.

Quando os frutos estavam completamente maduros, foram limpos sob água corrente e cortados em fatias. Utiliza-se uma colher de aço para separar as sementes.

Após a recolha e a remoção de quaisquer frutos remanescentes, as sementes foram cuidadosamente limpas com água da torneira e deixadas a secar ao ar. Antes de serem utilizadas, as sementes secas foram misturadas, peneiradas e guardadas num recipiente fechado.

Utilizando um misturador elétrico, as sementes de anona foram trituradas até se transformarem em pó, que foi posteriormente peneirado através de um crivo com uma malha de 20 mm. Dez gramas (10g) da amostra em pó foram pesadas e colocadas num recipiente com rolha, juntamente com outros ingredientes, para serem submetidas a maceração.

FRACCIONAMENTO DA AMOSTRA

Alcaloide

Encheu-se um frasco de amostra com uma tampa com rolha com dez gramas de pó de sementes de anona. Depois de adicionar acetona e água, a mistura foi aquecida a 40 oC durante 30 minutos e deixada em repouso durante sete dias. Depois disso, foi filtrada e deixada a arrefecer. Depois de dissolver o extrato em 20 mililitros de água, os pigmentos e os lípidos foram separados por combinação de 20 mililitros de éter etílico numa ampola de decantação. Após a adição de uma solução diluída de amoníaco, a camada aquosa foi transferida para outra ampola de decantação e alcalinizada. Após a adição de 50 ml de clorofórmio, a mistura foi agitada suavemente para promover a separação. Depois de ter sido cuidadosamente adicionada a um copo, a camada de clorofórmio contendo alcalóides foi concentrada até ficar completamente seca.

Tanino

Encheu-se um frasco de amostra com uma tampa com rolha com 10 gramas de pó de sementes de anona. Depois de adicionar 30% de etanol, metanol, acetona e água, a mistura foi aquecida a 40 oC durante 30 minutos e deixada em repouso durante 7 dias. Depois disso, foi permitido filtrar e arrefecer. Para eliminar os componentes lipofílicos, o extrato foi solubilizado em 50 mililitros de água/etanol (95:5 v/v) e depois extraído três vezes com 50 mililitros de clorofórmio. Em seguida, 50 mililitros de acetato de etilo foram extraídos da fase aquosa três vezes para produzir duas fracções diferentes. Antes de ser utilizada, a fração orgânica foi seca por concentração.

Saponina

Encheu-se um frasco de amostra com uma tampa com rolha com 10 gramas de pó de sementes de anona. Depois de adicionar 30% de etanol, metanol, acetona e água, a mistura foi aquecida a 40 oC durante 30 minutos e deixada em repouso durante 7 dias. Depois disso, foi permitido filtrar e arrefecer. Em seguida, foram adicionados 20 ml de éter de petróleo ao extrato para o desengordurar. Depois disso, agitou-se o n-butanol com o extrato dissolvido em água. Para obter o extrato de saponina, misturar as alíquotas de N-butanol e drenar os líquidos. A precipitação é efectuada com éter dietílico.

Glicosídeos

Encheu-se um frasco de amostra com tampa rolhada com dez gramas de pó de sementes de anona. Depois de adicionar etanol a 70%, água, acetato de etilo e acetona, a mistura foi aquecida a 40 oC durante 30 minutos e deixada em repouso durante sete dias. Depois disso, foi permitido filtrar e arrefecer. O extrato de 25 mililitros foi misturado com uma solução de 2,5 mililitros de ácido sulfúrico a 10%, agitado e colocado num banho de água quente durante cinco minutos antes de ser filtrado. Depois de deixar arrefecer o filtrado, adicionou-se 1 mililitro de amoníaco a 10% e misturou-se. O filtrado adquiriu uma cor vermelha rosada, indicando a concentração de glicosídeo resultante do aquecimento em banho-maria.

Flavonóides

Um frasco de amostra com uma tampa com rolha foi enchido com dez gramas de pó de sementes de anona. Depois de adicionar etanol a 70%, água, acetato de etilo e acetona, a mistura foi deixada em repouso durante sete dias antes de ser aquecida a 40 oC durante 30 minutos e depois deixada arrefecer, refinada. Depois de adicionar 400 mililitros de água destilada a 25 gramas de extrato, 150 mililitros de éter dietílico foram divididos em três partes. A fração aquosa foi então dividida três vezes com 150 mililitros de éter etílico. Adicionaram-se três vezes à fração aquosa 150 mililitros de N-butanol saturado com água. Para a fração butanólica, foram feitas três partições com 50 ml de hidróxido de potássio a 1%. Utilizou-se ácido clorídrico diluído para acidificar a fração de hidróxido de potássio. Os flavonóides estão presentes na fração N-butanol.

Petróleo bruto

Encheu-se um frasco de amostra com tampa rolhada com dez gramas de pó de sementes de anona.

Após um período de incubação de sete dias, foram adicionados etanol a 70%, água, acetato de etilo e acetona. A mistura foi então aquecida a 40 oC durante 30 minutos, deixada arrefecer e depois filtrada. Uma vez que não foi efectuado qualquer fracionamento, esta mistura foi designada por "em bruto". Uma vez que todos os componentes bioactivos foram extraídos com solventes de polaridade variável, estão presentes componentes polares e não polares.

EXTRACÇÃO

É uma técnica de remoção de um componente do sólido ou líquido por meio de um solvente líquido que se enquadra em duas categorias, a primeira é chamada de lixiviação ou extração de sólidos e a segunda de extração de líquidos.

EXTRACÇÃO EM FASE SÓLIDA (SPE)

O processo de preparação de uma amostra para extração em fase sólida envolve a dissolução ou suspensão de produtos químicos numa mistura líquida que se distinguem de outros constituintes da mistura com base nas respectivas características físicas e químicas.

EXTRACÇÃO LÍQUIDO-LÍQUIDO (LLE)

A extração e partição por solventes, por vezes referida como extração líquido-líquido, é uma técnica para dividir substâncias de acordo com a sua solubilidade comparativa entre dois líquidos imiscíveis, frequentemente um solvente orgânico e água. É o processo de remoção de um material de uma fase líquida e a sua transferência para outra.

MÉTODOS DE EXTRAÇÃO DE ÓLEO

1) Prensagem a frio

2) Extração por solventes

3) Destilação a vapor

4) Maceração

5) Percolação

6) Tintura

7) Infusão

1) Prensagem a frio: As cascas de laranja, limão, toranja e bergamota são alguns dos citrinos de onde se extrai o óleo através desta técnica. Neste processo, a casca é simplesmente prensada a uma temperatura de cerca de 120°.F para retirar o óleo. Depois de cortadas ou esmagadas, as cascas são retiradas do fruto e prensadas. O resultado é uma combinação diluída de etanol e óleo. As pequenas alterações em relação ao estado inicial do óleo ocorrem no líquido que separamos ao longo do tempo; este óleo de citrinos mantém o seu aroma energizante, vivo e maravilhosamente refrescante, semelhante ao da fruta madura. O curto prazo de validade do óleo produzido por este processo é um fator negativo.

2) Destilação a vapor

Um tipo único de destilação ou um método de separação para materiais sensíveis à temperatura, como os óleos, é a destilação a vapor.

Hidrocarbonetos, resinas e outras substâncias que se podem combinar no seu ponto de ebulição e que são insolúveis em água. A principal vantagem da destilação a vapor é o facto de poder ser utilizada para destilar um composto ou uma combinação de compostos a uma temperatura muito inferior aos pontos de ebulição das partes constituintes. Uma molécula encontrada nos óleos essenciais tem um ponto de ebulição de até 200°C. ou uma temperatura mais quente. No entanto, os produtos químicos evaporam-se a uma temperatura de 10°C, que é extremamente próxima da pressão atmosférica, na presença de vapor ou de água a ferver.

A qualidade final de um óleo essencial destilado a vapor é determinada por diversas variáveis. Os factores mais importantes, para além do material vegetal, são o tempo, a temperatura, a pressão e a qualidade do aparelho de destilação. Os óleos essenciais são produtos extremamente complexos.

As qualidades perfumadas e medicinais de cada óleo são compostas por várias, talvez centenas, de moléculas diferentes. Por conseguinte, as estruturas destas moléculas são muito sensíveis e podem ser alteradas ou destruídas por circunstâncias ambientais desfavoráveis. Uma destilação mais longa pode proporcionar um óleo mais completo, tal como um metal fino tem mais sabor. No entanto, também é possível que os tempos de destilação prolongados. Os tempos de destilação têm o potencial de causar uma quantidade anormal de acumulação de artefactos. Isto pode ter a estranha consequência de fazer com que o cheiro pareça melhor, uma vez que, quando se cheiram materiais com muitos constituintes, estes podem, por vezes, ser percebidos como tendo mais complexidade, riqueza e carácter, bem como, talvez, mais agradável.

3) Macerações

O método simples e frequentemente utilizado consistia em deixar a planta moída de molho em solventes adequados num recipiente fechado. A maceração simples é efectuada à temperatura ambiente, combinando os solventes com a planta moída e deixando-a repousar durante alguns dias, mexendo ou olhando ocasionalmente. Em seguida, repete-se o extrato por agitação das partículas vegetais. Uma ou duas vezes mais, o procedimento é efectuado com um novo solvente. Por fim, utiliza-se uma centrifugadora ou uma prensa mecânica para extrair o último resíduo das partículas vegetais. A maceração cinética distingue-se da maceração simples pela agitação constante. Esta técnica funciona bem tanto para a extração em massa como para a extração inicial.

4) Percolação

Num coador, o material vegetal em pó é primeiro embebido num solvente. Em seguida, adiciona-se mais solvente à parte superior do material vegetal e deixa-se escorrer suavemente para fora dos coadores na parte inferior. Existe um filtro no coador, pelo que não é necessário filtrar mais o extrato.

5) Tintura

Normalmente, uma tintura é um extrato alcoólico feito a partir de matéria vegetal ou animal, ou uma solução de baixa volatilidade que contém essa matéria. Uma percentagem mínima de etanol deve estar presente para que o extrato seja considerado uma tintura alcoólica. Nas tinturas, são ocasionalmente utilizadas concentrações de álcool tão elevadas como 90%. As tinturas alcoólicas são frequentemente produzidas com concentrações variáveis de etanol.

6) Infusão

Extração de substâncias químicas, compostos ou aromas de material vegetal utilizando um solvente como a água, o óleo ou o álcool, deixando a substância em suspensão no solvente. O líquido resultante é também conhecido como infusão.

O processo de infusão é diferente da decocção, que envolve a fervura do material vegetal, e da percolação, que envolve a passagem do produto através do material.

7) Extração por solventes

Os tabuleiros de plantas oleaginosas com orifícios são introduzidos na máquina de recuperação e extração de óleo através do processo de extração por solventes. A substância é lavada com solvente várias vezes. Para a extração, é utilizado um solvente de hidrocarbonetos. O solvente dissolve todos os componentes extraíveis da planta. Isto inclui ceras e pigmentos não aromáticos, bem como moléculas de aroma extremamente voláteis. Para recuperar o solvente para uso posterior, o extrato é destilado. A substância cerosa restante é designada por betão. Para eliminar a substância cerosa, o betão concentrado é novamente tratado com uma substância que dilui o óleo puro. O betão derretido é misturado com álcool (etanol) para fazer o absoluto do betão. Enquanto a mistura é aquecida e agitada, os pedaços de betão fragmentam-se em pequenos glóbulos. Como o álcool dissolve as moléculas de fragrância mais rapidamente do que as ceras, os dois componentes podem ser efetivamente separados. Esta não é considerada a melhor técnica de extração, uma vez que o solvente pode deixar alguns resíduos que arrefecem e formam algas e enfraquecem o sistema imunitário.

TIPOS DE SOLVENTES

O processo de extração é bastante simples e inclui a extração do soluto em hidrocarbonetos substituídos e inertes que não reagem. Para demonstrar Dois aspectos devem ser tidos em consideração ao analisar o impacto dos diluentes na extração: (a) dissociação parcial dos ácidos na fase aquosa e (b) dimerização na fase de hidrocarbonetos. A água de hidratação é outro fator crucial, especialmente em solventes doadores de oxigénio com ligações de carbono. Uma vez que as moléculas de ácido e de água têm uma forte afinidade de ligação entre si, há uma necessidade significativa de moléculas de solvente para competir com as moléculas de água que hidratam o ácido na interface. A classificação dos solventes de extração pode ser feita de vários modos. São classificados com base na estrutura das suas moléculas.

Solvente prótico polar

Uma cauda não polar mais um grupo polar, OH, formam uma molécula prótica polar.

Solvente dipolar aprótico

Os compostos apróticos dipolares têm um momento de dipolo de ligação significativo, que indica o grau de polaridade de uma ligação química numa molécula.

Não existe um grupo OH.

Solventes não polares

As moléculas de solventes não polares têm uma distribuição igual da carga eléctrica, o que resulta numa constante dieléctrica baixa. Os solventes hidrofóbicos são não-polares.

É solúvel em água. Uma vez que os materiais não polares, como óleos, gorduras e massas lubrificantes, se dissolvem em solventes não polares, estes solventes são lipofílicos.

Os solventes são classificados de acordo com a sua natureza da seguinte forma:

Solventes inorgânicos

Os solventes inorgânicos (não carbonados) mais frequentemente utilizados são soluções aquosas com adições específicas (tampões de pH, detergentes, tensioactivos, etc.).

O amoníaco líquido anidro (NH3), o ácido sulfúrico concentrado (H2SO4) e o fluoreto de cloreto de sulfurilo (SO2ClF) são outros solventes inorgânicos.

Solventes orgânicos

Estas subdividem-se ainda em dois tipos:

Solventes oxigenados

Os solventes oxigenados são solventes orgânicos, cujas moléculas contêm oxigénio. Os solventes oxigenados são amplamente utilizados em tintas, tintas de impressão, produtos farmacêuticos, sectores de fragrâncias, adesivos, cosméticos, detergentes e indústrias alimentares. Exemplos de solventes oxigenados são os álcoois, éteres de glicol, acetato de metilo, acetato de etilo, cetonas, ésteres e ésteres de glicol.

Solventes de hidrocarbonetos

Os solventes hidrocarbonetos são compostos unicamente por átomos de carbono e de hidrogénio. Incluem-se nas seguintes categorias:

Os solventes alifáticos têm uma estrutura de cadeia reta.

Exemplos incluem o hexano, o querosene, o heptano, etc.

Solventes aromáticos

As moléculas de solventes aromáticos puros têm a estrutura do anel benzénico. Exemplos de solventes aromáticos puros são o benzeno, o tolueno e o xileno.

Solventes halogenados

O solvente halogenado é um solvente orgânico, moléculas.

Dos quais contêm átomos halogénicos: cloro (Cl), flúor (F), bromo (Br) ou iodo (I).

Solventes naturais

Existem solventes que são obtidos a partir de produtos naturais.

Como as sementes de girassol (óleo de girassol), o coco (óleo de coco), etc.

INTRODUÇÃO A GERMINAÇÃO DE
SEMENTES DE ANONA

As anonas são frutos subtropicais deliciosamente doces. A anona é também designada por maçã açucareira ou anona. A anona (Annuna squmos L.) é um dos melhores frutos introduzidos na Índia a partir da América tropical. Encontra-se em estado selvagem em muitas partes da Índia. A anona é cultivada em Andhra Pradesh, Maharashtra, Karnataka, Bihar, Orissa, Assam e Tamil Nadu. Além da Índia, a anona é comum na China, nas Filipinas, no Egipto e na África Central.

As macieiras são grandes e espalhadas, sombreadas por grandes folhas verdes e caídas.

As macieiras são frutos atractivos cultivados nas regiões tropicais. A macieira é uma árvore esférica que se espalha; tem uma copa diferente num tronco de 10 a 14 centímetros de espessura. A sua altura é de 15 a 35 pés, e as folhas da planta têm um tipo especial de fragrância, são decíduas e estreitas, com 4 a 8 polegadas de comprimento. Encontra-se em diferentes tamanhos e cores; é feita em forma esférica e também cónica, feita de segmentos nodosos com um buraco grosso. O tamanho do fruto é de 4 a 6 polegadas.

Diferentes variedades de anonas

Existem principalmente duas variedades de maçãs Custard, a Pinks Mammoth e a African Pride. Ambas as variedades são doces, sumarentas e cheias de sabor.

Propagação da anona

As anonas são geralmente propagadas por sementes. Para a multiplicação, podem ser adoptadas algumas técnicas de métodos vegetativos e de abrolhamento. As plântulas de anona local provaram ser um bom porta-enxerto para diversas variedades melhoradas e híbridas. As sementes tratadas com 100 ppm durante 24 horas germinam rapidamente.

Coleção de sementes de anonas

Abrir a anona e retirar a polpa para encontrar as sementes. A polpa que se agarra às sementes da anona deve ser lavada para evitar o apodrecimento. Depois de as lavar, coloca-as em várias camadas de papel de cozinha para secar completamente e depois guarda-as num frasco de vidro até as querer plantar. As sementes de anona germinam melhor quando têm uma semana de idade do que quando são frescas do fruto.

Solo e recipiente para germinação de sementes de anona .

Todo o processo de germinação das sementes de anona pode ser comparado a um íman de agentes patogénicos fúngicos. Com solo húmido e tecido vegetal tenro, evitar infecções fúngicas é o aspeto mais difícil da propagação com sementes. Se for reutilizar recipientes de germinação antigos, esterilize-os numa solução de cerca de 1 parte de lixívia doméstica e 9 partes de água. Deixe o recipiente de molho durante cerca de 15 a 20 minutos e depois enxagúe-o bem. Use uma mistura de germinação sem solo, que pode ser obtida na maioria dos grandes centros de jardinagem, para proteger ainda mais as sementes da doença. Encha o recipiente até[1] /2 polegadas da borda e humedeça-o bem antes de plantar as sementes de anona.

Preparação das sementes para germinação

As sementes de anona são muito duras, pelo que necessitam de uma preparação antes da sementeira. O sucesso da cultura da anona a partir de sementes depende muito de uma boa preparação das sementes antes da sementeira, pois estas são duras. As sementes são preparadas principalmente por imersão em água. Recolher sementes de tamanho grande de uma anona muito doce comprada numa mercearia.

Em seguida, mergulhou as sementes em água numa chávena à temperatura ambiente durante 4 dias. No 5º dia, retirou as sementes que estavam no fundo do copo e colocou-as numa toalha de papel para secarem ao ar. E deitei fora as sementes flutuantes de anona, que não são boas para germinar.

As sementes de anona podem levar 30 dias ou mais para germinar. É possível acelerar o processo de germinação, mas isso reduz a percentagem de sementes que germinam. Se quiser acelerar a germinação, trate as sementes antes de as plantar, mergulhando-as em água à temperatura ambiente durante 3 dias ou escarificando-as.

Necessidade de sementeira da anona

É preferível em solo turfoso com vermiculite, se possível noutros solos, ter cuidado para que o solo seja bem ventilado. As condições para a germinação das sementes de anona são um solo húmido, um local ensolarado, regar regularmente e não deixar secar.

Efeitos adversos e tóxicos:

Foi também observado que o extrato das sementes tinha efeitos tóxicos. Quando o sumo do extrato de sementes de Annona Squamosa entra em contacto com os olhos, provoca cegueira. Também foi observado em certos casos que o extrato de sementes, quando em contacto com os olhos, pode causar úlceras e irritação da conjuntiva.

Demonstra como os olhos de coelhos expostos a um composto venenoso de sementes de anona desenvolveram irritação conjuntival, bem como danos retardados no epitélio.

CONCLUSÃO

Em comparação com A, os extractos de sementes de P. pinnata (tanto aquosos como metanólicos) apresentaram uma maior percentagem de extractibilidade. Squamosa. Alcalóides, taninos, saponinas, esteróis, óleos fixos e flavonóides foram elementos comuns dos extractos metanólico e aquoso de A. squamosa; as proteínas foram um componente adicional do extrato aquoso. Mas enquanto os alcalóides, taninos, óleos fixos e flavonóides eram achados comuns em ambos os extractos metanólico e aquoso da semente de P. pinnata, o extrato aquoso também continha açúcares redutores, proteínas, esteróis e glicosídeos, além de saponinas e equivalentes de antoquinonas. O extrato aquoso das sementes de anona apresentou uma tonalidade negra, mas as sementes de karanja apresentaram uma tonalidade castanha escura. Os extractos metanólicos das sementes de A. squamosa e P. pinnata tinham uma consistência semi-sólida e uma tonalidade castanha amarelada.

Para avaliar os seus efeitos anti-helmínticos, os fitoquímicos nos extractos de sementes devem ser separados, identificados, purificados, fraccionados e caracterizados utilizando procedimentos cromatográficos normalizados. A anona tem aumentado a sua popularidade devido ao recente aumento da investigação e dos estudos sobre o potencial medicinal e os seus compostos bioactivos presentes na parte diferente da planta, como as folhas, os frutos, a casca e as sementes. Os frutos da anona são 50-80% comestíveis com vários valores nutritivos. A parte da polpa do fruto é utilizada no gelado como agente aromatizante. A polpa contém vitamina B1, fibra dietética, potássio e sódio. Do mesmo modo, as sementes de anona são também uma fonte rica de fitoquímicos, como a acetogenina anonácea (neurotoxina), ciclopeptídeo, hidratos de carbono, proteínas, lípidos, ácido oleico e ácido linoleico. Com base em várias experiências in vivo e in vitro.

Verificou-se que o extrato de sementes de anona é útil em várias bioactividades, tais como antitumoral, antimicrobiana, antifúngica, antidiabética e hepatoprotectora. Com base nestes estudos disponíveis, as sementes de anona podem ser utilizadas na indústria alimentar neutracêutica, bem como na indústria da nutrição. No entanto, são necessários mais estudos de investigação para determinar o potencial medicinal e neutracêutico da semente de anona.

RECONHECIMENTO

Agradeço sinceramente a todo o pessoal do Departamento de Segurança Alimentar e Testes de Qualidade e do Departamento de Biotecnologia Alimentar pela sua assistência e cooperação ao longo do trabalho.

REFERÊNCIA

1) G. E. Trease, W. C. Evans, "Pharmacognosy". 12th edn. Bailliere Tindall and Co Publisher, Londres, 176-180, 1989.

2) M. A. Wen, W. T. Pierre, J. Michael, L. Hua, L. T. Pierre, "Isolamento de taninos condensados em tamanho individual de sementes de uva e o seu impacto na perceção da adstringência". BIO Web of Conferences, EDP Sciences 7, p5, 2020.

3) H. Usman, U. K. Abubakar, O. I. Olajide, M. E. Ali e A. A. Ibrahim, "Avaliação de fitoconstituintes e eficácia antimicrobiana do extrato bruto de casca de raiz de flavonoide e saponina de Terminalia avicentrinoides e Ficus polita", Journal of Herbmed Pharmacology 7(2) 106-111, 2018.

4) A. Sakalpanich, W. Gritsanapan, "Método de extração para uma elevada concentração de antraquinona das vagens de K Cassia fistula". J Health Resources 22(4): 167-172, 2008.

5) K. Murarkar, S. Rathi, A. Chandak, "Antimicrobial activity of natural herbal products against dandruff causing fungus and Bacteria", World Journal of Pharmaceutical Research Volume 8, Issue 1, 1460-1467, 2018.

6) Robson MC, Steed DL, Franz MG: Cicatrização de feridas: características biológicas e abordagens para maximizar as trajectórias de cicatrização. Curr Probl Surg 2001; 38: 72 - 140.

7) Szycher M, Lee SJ: Pensos modernos para feridas: uma abordagem sistemática à cicatrização de feridas. J Biomater Appl 1992; 7: 142 - 213.

8) Lazurus GS, Cooper DM, Knighton DR, et al: Definições e directrizes para a avaliação de feridas e avaliação da cicatrização. Arch Dermatol 1994; 130: 489 - 493.

9) Bischoff M, Kinzl L, Schmelz A: A ferida complicada. Unfallchirurg 1999; 102: 797 - 804 [em alemão].

10) Robson MC: Infeção da ferida: uma falha na cicatrização da ferida causada por um desequilíbrio de bactérias. Surg Clin North Am 1997; 77: 637 -650.

11) Labler L, Mica L, Harter L, et al: Influência da terapia V.A.C. nas citocinas e factores de crescimento em feridas traumáticas. Zentralbl Chir 2006; 131(suppl 1): S62 - S67 [em alemão].

12) Rivera AE, Spencer JM: Aspectos clínicos da cicatrização de feridas de espessura total. Clin Dermatol 2007; 25: 39 - 48.

13) Strecker-McGraw MK, Jones TR, Baer DG: Feridas de tecidos moles e princípios de

cura. Emerg Med Clin North Am 2007;

25: 1 - 22.

14) Schultz GS (1999) Molecular regulation of wound healing in: acute and Chronic wounds: nur mngmt. Br, RA (Ed), 2nd edn, pp 413-429

15) Nagori BP, Salonki R (2011) Papel dos medicamentos na cicatrização de feridas. Res J Med Plant 5(4):392-405

16) Sabale, P, Bhimani, B, Prajapati, C, & Sabale, V. [2012]. Uma visão geral das plantas medicinais como cicatrizantes de feridas. Jornal de Ciências Farmacêuticas Aplicadas, 2[11], 143-150.

17) 9. Alam, G, Singh, M. P, & Singh, A. [2011]. Potencial de cicatrização de feridas de algumas plantas medicinais. Revista Internacional de Revisão e Investigação em Ciências Farmacêuticas, 9[1], 136-145.

ÍNDICE DE CONTEÚDOS

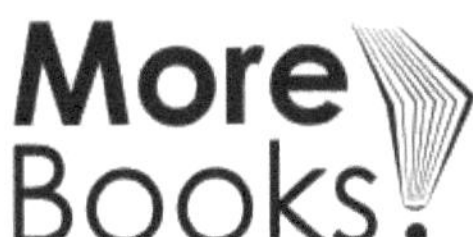

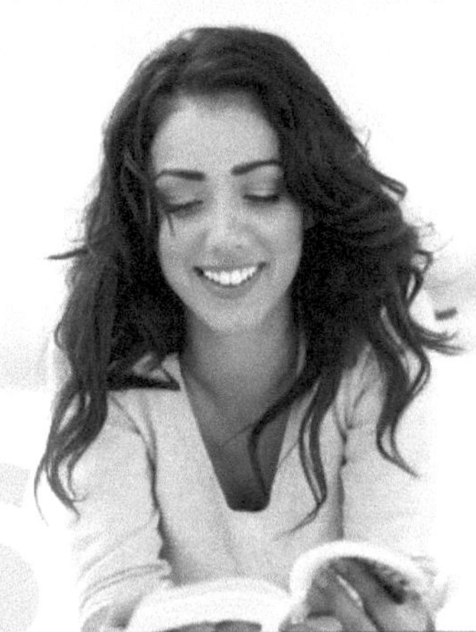

I want morebooks!

Buy your books fast and straightforward online - at one of world's fastest growing online book stores! Environmentally sound due to Print-on-Demand technologies.

Buy your books online at
www.morebooks.shop

Compre os seus livros mais rápido e diretamente na internet, em uma das livrarias on-line com o maior crescimento no mundo! Produção que protege o meio ambiente através das tecnologias de impressão sob demanda.

Compre os seus livros on-line em
www.morebooks.shop

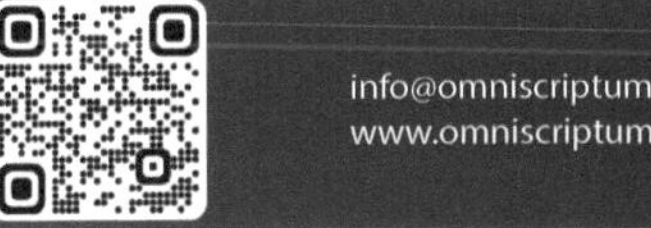

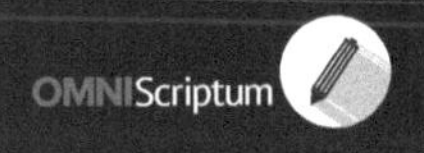

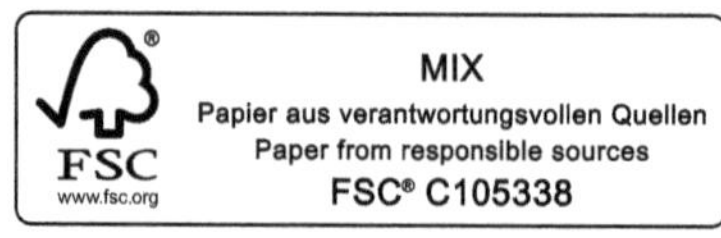

Printed by Books on Demand GmbH, Norderstedt / Germany